Der unverbesserliche Dickdarm, korrigiert durch medikamentöse Spülung

Geschrieben von: Oscar. Botto Schellberg

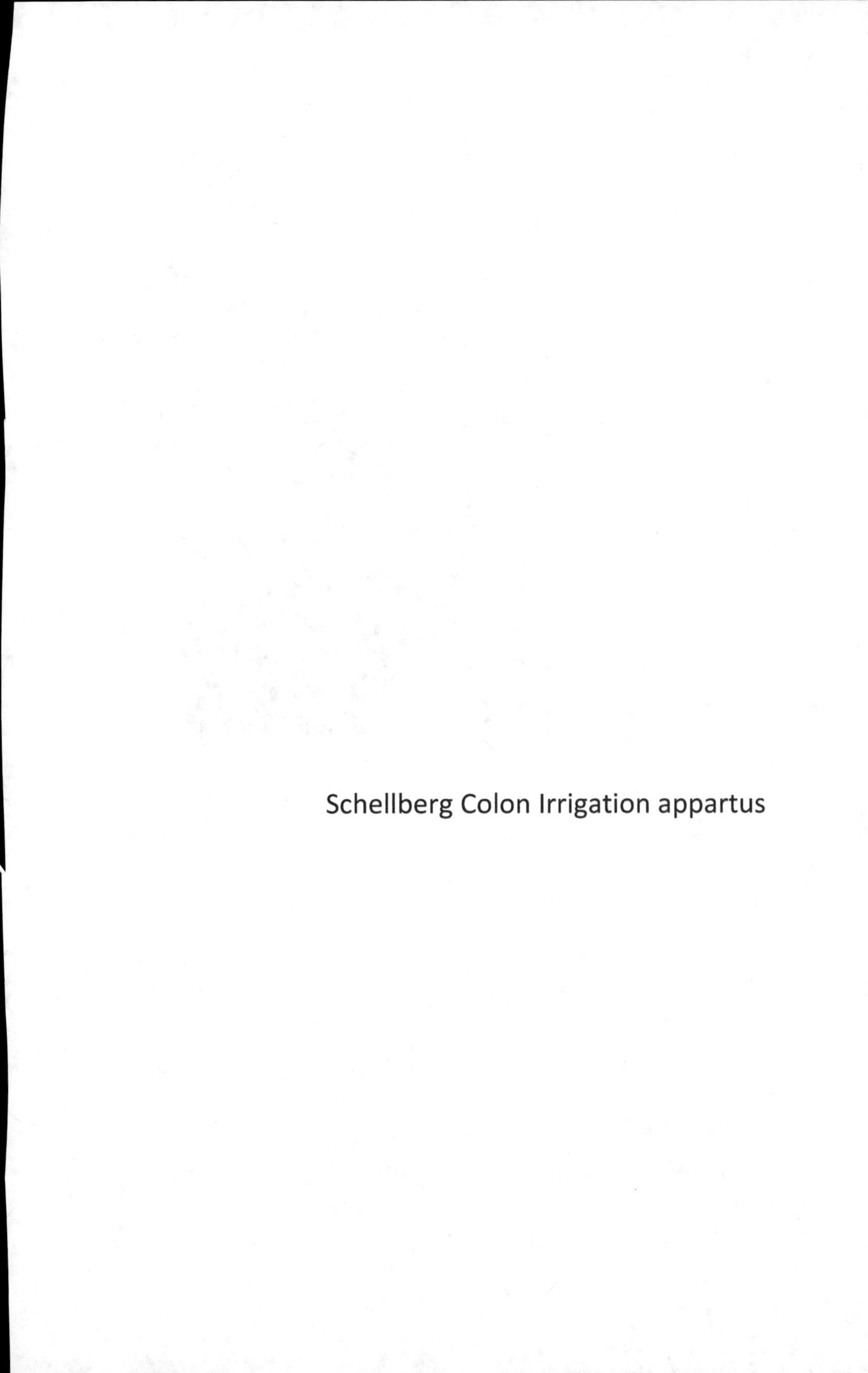

Schellberg Colon Irrigation appartus

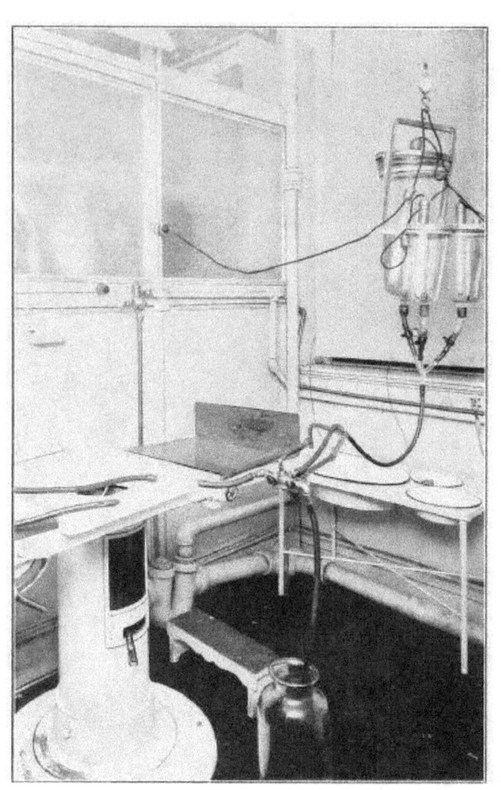

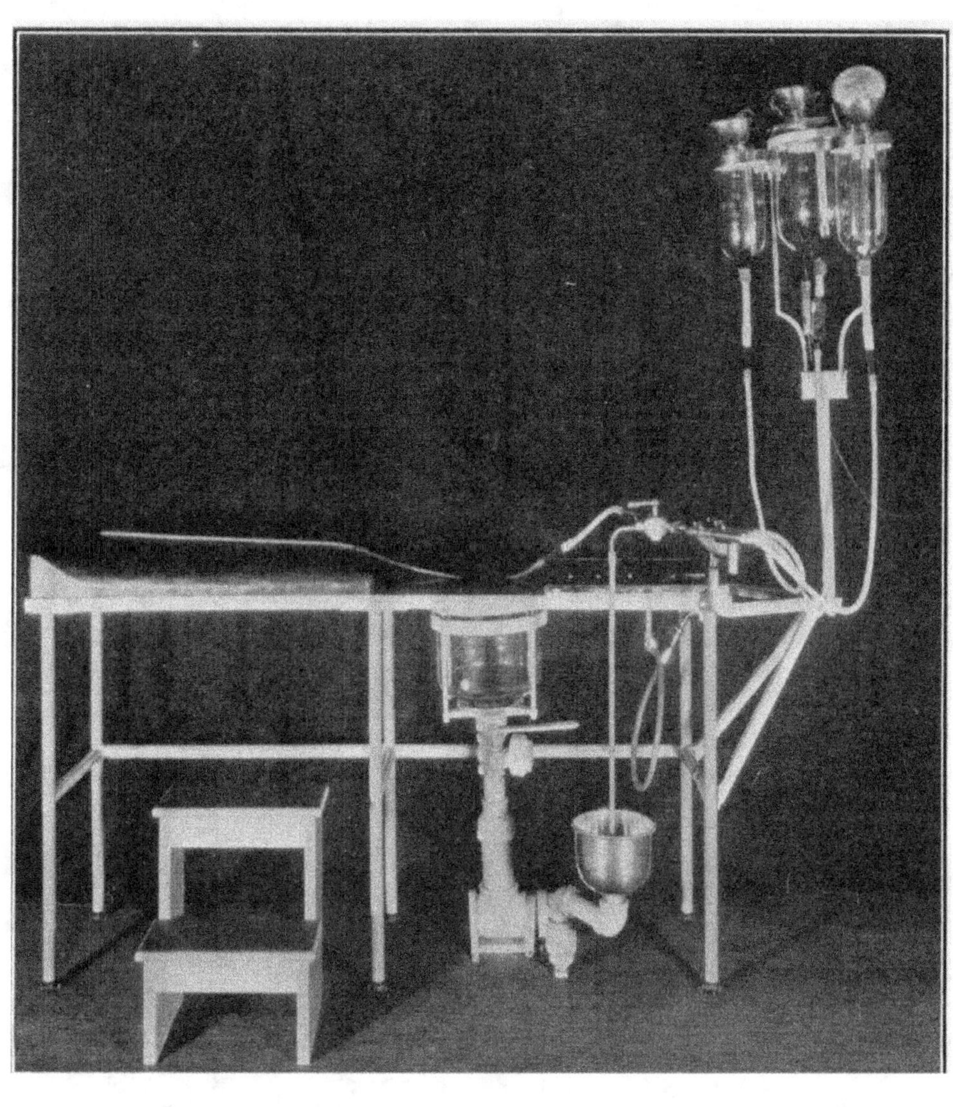

Bei der Geburt ist das Mekonium oder der fötale

Darminhalt praktisch steril. Erst nach mehr als einem Tag

beginnen die Bakterien im Verdauungskanal des Säuglings

zu erscheinen. Die Bedingungen, die das Neugeborene

umgeben, haben einen großen Einfluss auf die Anzahl und

Vielfalt der Organismen, die von diesem Zeitpunkt an

entweder über den Mund oder den Anus in den

Verdauungstrakt gelangen. Wenn das Wetter warm oder

die Umgebung des Säuglings unsauber ist, kommt es

natürlich zu einem üppigeren Wachstum als unter

gegenteiligen Bedingungen. Nachdem die Laktation

eingesetzt hat und der Darminhalt des Neuankömmlings

mit Milch durchtränkt ist, steigt die Zahl der Bakterien im

Verdauungskanal schnell an. Etwa am dritten Tag nach

der Geburt kann der Bacillus bifidus - ein obligater

Anaerobier mit fermentativem Charakter - nachgewiesen

werden.

Dieser Bazillus wirkt auf Laktose und andere Zucker,

wobei er in beträchtlichen Mengen Säure bildet, aber

keine Blähungen hervorruft. Der Bacillus coli findet sich

schon früh an der Ileozökalklappe und im Zökum sowie im

Dickdarm. Es fällt auf, dass der Darm von künstlich

ernährten Säuglingen eine weitaus vielfältigere Flora

aufweist als der von natürlich ernährten. Bei Erreichen der

Geschlechtsreife besteht die Bakterienflora des Dickdarms

zum größten Teil aus aeroben, verflüssigenden Bazillen -

sowohl aus sporenbildenden als auch aus nicht

sporenbildenden Arten - zusammen mit einer begrenzten

Anzahl von anaeroben Bakterien. Das Vorhandensein

dieser Organismen ist natürlich völlig normal, wenn sie an

ihrem angestammten Platz verbleiben, aber es ist wichtig

zu erkennen - um den Ausdruck von Kendall zu zitieren -,

dass "die normalen Darmorganismen 'Opportunisten' sind,

die potenziell in der Lage sind, invasiv zu werden, wenn

die Barrieren, die normalerweise ausreichen, um ihre

Entwicklung auf das Lumen des Verdauungskanals zu

beschränken, beeinträchtigt werden, was zu endogenen

Infektionen führt." Man muss auch bedenken, dass der

Darm ständig von fremden Organismen aus der

Außenwelt heimgesucht wird, und es ist ihre Anwesenheit,

die Veränderungen in den normalen Darmbakterien

hervorruft und ihre Aktivitäten modifiziert. "Normale

Darmbakterien oder Arten, die mit gewöhnlichen Untersuchungsmethoden nicht von ihnen zu unterscheiden sind, können sich unter ungewöhnlichen Bedingungen mit abnormaler Üppigkeit vermehren, ihren Lebensraum ausdehnen und einen vorhandenen Organismus verdrängen, was schließlich zu abnormalen Aktivitäten im Verdauungskanal führt, die für den Wirt schädlich sein können." Wir sehen also, dass der Darm vom Säuglingsalter bis ins hohe Alter ein Schlachtfeld ist, auf dem ein ständiger Kampf zwischen der einheimischen Bevölkerung und den fremden Eindringlingen ausgetragen wird. Außerdem ist es offensichtlich, dass der Zustand der Darmflora einer der wichtigsten Faktoren ist, die die Gesundheit beeinflussen und sogar die Dauer des Lebens selbst bestimmen. Vor mehr als einem Vierteljahrhundert stellte Jacobi fest, dass der Darm nicht nur die

Antriebskraft besitzt, die wir Peristaltik nennen, sondern auch eine umgekehrte Bewegung oder Antiperistaltik, einen Impuls, der in regelmäßigen Abständen auftritt, wenn der Blinddarm Flüssigkeit enthält. Cannon hat diese umgekehrte Peristaltik, wie sie bei Katzen auftritt, später speziell untersucht, und in jüngerer Zeit wurden von Case umfangreiche Röntgenbeobachtungen bei Menschen durchgeführt. Diese rhythmischen Rückwärtsbewegungen werden in regelmäßigen Abständen durch eine Abwärtsperistaltik unterbrochen, aber nur die Wirkung der Ileozökalklappe verhindert, dass der Inhalt des Zökums bei jeder Rückwärtsperistaltik in den Dünndarm zurückgedrängt wird. In den Pausen zwischen den Rückwärtswellen entspannt sich die Klappe jedoch, so dass ein Teil des Darminhalts in den Blinddarm gelangen kann. Dieser Vorgang scheint in hohem Maße dazu beizutragen, dass das flüssige Material aufgewirbelt und über die Oberfläche des Zökums und des aufsteigenden Dickdarms verteilt wird, wodurch die Flüssigkeitsaufnahme und die Formung und Trocknung des Darmrestes, der nach unten in Richtung Gui geleitet wird, begünstigt wird. Zusätzlich zur Abwärts- und Rückwärtsperistaltik wirken die Kohlensäure und andere Gase, die im Verdauungstrakt durch die Wirkung bakterieller Fermente auf Stärke, Zellulose und ähnliche Stoffe entstehen, als starke Stimulierung der Muskeltätigkeit des Dickdarms. Im normalen Dickdarm bewirken diese Gase eine ständige Dehnung und Kontraktion des Organs, die über die gesamte Länge des Dickdarms anhält. Im Normalzustand ist der Dickdarm auf seiner gesamten Länge durch leichte Vertiefungen oder Taschen gekennzeichnet, in die die Masse des

Darminhalts durch die Peristaltik und die Kraft der im

Darm vorhandenen Gase gepresst wird, so dass ständig

Flüssigkeit aus dem Darm aufgenommen wird und sich

seine Konsistenz auf dem Weg durch den Dickdarm

ständig verändert. Wenn man diese Tatsachen versteht,

kann man leicht nachvollziehen, warum die

Aufrechterhaltung einer guten Entwässerung des

gesamten Verdauungstraktes so wichtig für die

Gesundheit und den richtigen Stoffwechsel ist. In

Anbetracht der ständigen Anwesenheit von Gärungs- und

Fäulnisbakterien, der Wirkung der Peristaltik und der

Struktur der Dickdarmröhre hat alles, was die regelmäßige

Ausscheidung der Abfallprodukte des

Verdauungsprozesses auch nur im geringsten

beeinträchtigt, praktisch mit Sicherheit sehr

schwerwiegende Folgen. Unvollständige und

unregelmäßige Entleerungen des Darms können durch

Divertikel oder eine Vergrößerung der normalen

Dickdarmsäcke verursacht werden. Wenn diese Säcke tief

genug sind, kann sich der Stuhl darin ansammeln und die

Entleerung stark verzögert oder ganz verhindert werden.

Die Ansammlung einer großen Menge von Rückständen in

einer solchen Sackgasse kann zu einem Zustand

chronischer Verstopfung führen, da die Peristaltik sehr

stark behindert und sogar eine Obstruktion hervorgerufen

wird, während der gesamte Darm nach unten gezogen

werden kann, was zu Enteroptose und Abwinkelung führt

oder sogar einen Enterospasmus verursacht. All dies

erhöht die Hindernisse für den Fäkalienstrom durch den

betroffenen Teil des Darms. Wenn diese Taschen lang und

schmal sind, ähneln sie in ihrer Wirkung den

bandförmigen Verwachsungen, so dass sie durch direkten

Druck auf den Darm oder durch mehr oder weniger starke Strangulation eine Obstruktion verursachen können.

Hernien der Schleimhaut können sich an verschiedenen Stellen des Darms durch das Nachgeben des Muskelmantels bilden, wodurch die Vortriebskraft der Wand vermindert und eine Einstülpung begünstigt wird, bis es an der betroffenen Stelle zu einer deutlichen Ausstülpung kommt.

Diese Sacculi finden sich am häufigsten in den Abschnitten des Dickdarms, in denen eine Durchhängung zu erwarten ist, wie im Zökum, im Colon transversum und in der Flexur des Sigmas (Gant). Jeder Druckanstieg innerhalb des Darms, jede Schwächung des Muskeltonus der Wand insgesamt, ja jede Ursache, die an irgendeiner Stelle zu einer Schwächung der Wand führen kann, bietet die

Möglichkeit für eine Bruchvorwölbung und die Entstehung von Divertikeln oder Sacculi. Bei einer Reihe von Taschen, die aus einer relativen Schwäche der Darmwand resultieren und Fäkalien und möglicherweise Fremdkörper enthalten, können wir recht leicht die verschiedenen pathologischen Entwicklungslinien vorhersagen, denen diese Divertikel wahrscheinlich folgen werden. Es gibt zwei Aspekte, mit denen man rechnen muss: den mechanischen Faktor und das bakteriologische oder toxische Element. Jede Fäkalienmasse, die nicht regelmäßig ausgeschieden wird, neigt dazu, zu inspizieren und wird ebenfalls zu einem Nidus für eine bakterielle Flora verschiedener Arten und Virulenz; und dies, kombiniert mit der mechanischen Rotation der Konkremente, wird fast unvermeidlich eine Art von Entzündungsreaktion hervorrufen. So ist eine faserige

Hyperplasie zu erwarten, die in der Regel zu Kontraktionen des neu gebildeten Gewebes führt. Wenn die vorhandenen Organismen sehr virulent sind, kommt es wahrscheinlich zu einer akuten Entzündung oder Ulzeration, und es kann sogar zu Gangrän kommen. In milderen Fällen ist mit einer Ulzeration zu rechnen, die zu einer chronischen lokalen Abszessbildung führt, ein Prozess, der unweigerlich mit Verwachsungen einhergeht (Lynch). Die Opfer von Divertikeln sind oft fettleibig, denn bei solchen Patienten kommt es häufig zu einer übermäßigen Entwicklung der Appendices epiploica und auch zu einer Fettschicht unter der serösen Hülle des Darms, die die Widerstandsfähigkeit der Wand gegenüber zusätzlichem Druck vermindert, der zufällig ausgeübt wird.

Diese Taschen sind aus demselben Grund bei jungen Menschen viel seltener (Hurst). Nach Pfahler treten

Verengungen des Dickdarms am ehesten an der Leber-,

Milz- und Sigmabiegung auf, können aber überall

vorkommen. Karzinome treten besonders häufig an der

Sigmabiegung, am Zökum und am Rektum auf, und wenn

sie vorhanden sind, beschränken sie sich im Frühstadium

meist auf ein vergleichsweise kleines Gebiet. Die

Frühsymptome eines Karzinoms werden oft übersehen;

der Durchgang einer geringen Menge blutigen Schleims

bei Fehlen von Hämorrhoiden oder gutartigen rektalen

Läsionen sollte sofort Verdacht erregen. Wenn der

Verdacht auf eine bösartige Erkrankung aufkommt, sollten

alle Bemühungen, den Darm zu entlasten, mit äußerster

Vorsicht fortgesetzt werden, und der genaue Zustand

sollte durch Röntgenaufnahmen geklärt werden. Jede

Störung der Darmentleerung führt zu irgendeiner Art von

Darmstörung, so dass es offensichtlich ist, dass die

Aufrechterhaltung einer ordnungsgemäßen Drainage von allergrößter Bedeutung ist. Da sich Bakterien im Dickdarm ähnlich wie auf Agarplatten ansiedeln, kann jeder Fäulnisherd einer bakteriellen Infektion ein entscheidender Faktor bei der Entstehung von systemischen Beschwerden sein. Bestimmte dieser Fäulnismikroorganismen produzieren ein Exsudat an der Darmwand und bilden das, was ich als intestinale Interlining-Adhäsionen bezeichnet habe. Die Matrix dieser Verwachsungen besteht aus Fibrin, Schleim und Lymphzellen, wobei sich in den Maschen des Fibrins zahlreiche kleine, runde Zellen und einige Polymorphonuklei befinden, die, wenn sie angefärbt werden, Streptokokken und Staphylokokken in fast reiner Kultur enthalten.

Diese Verwachsungen können, unterstützt durch

Angulationen oder Kolonspasmen, den Dickdarm in alle

möglichen Formen verformen und zu Taschen

unterschiedlicher Größe sowie zu Verengungen führen,

die schwere Strangulationen verursachen können. Case,

der umfangreiche Röntgenarbeiten über

Dickdarmanomalien und -krankheiten durchgeführt hat,

ist eine Autorität für die Aussage, dass man aus den

Arbeiten von Eastman, Hertzler und Jackson,

insbesondere von letzterem, die Tatsache ableiten kann,

dass ausgedehnte Dickdarmadhäsionen als Folge einer

chronischen Darmstauung existieren können, selbst wenn

wir keine Anamnese erheben können, die auf das

Vorhandensein einer früheren Darmentzündung hinweist.

Die Vorstellung, dass die Katharsis das System entleert, ist

nicht richtig. Die Flüssigkeit wird durch den

Verdauungskanal beschleunigt, bevor sie absorbiert

werden kann, und entzieht so dem Körper die notwendige

Flüssigkeit. Daher wird nach der Einnahme von Kathartika

ein hohes spezifisches Gewicht im Urin festgestellt, und es

wird eine geringere Menge ausgeschieden. Die Spülung

des Dickdarms in Verbindung mit der Einnahme von

Abführmitteln gleicht diesen Zustand aus, da nach der

Spülung eine große Menge Flüssigkeit von diesem Organ

aufgenommen wird. Dadurch erhöht sich das

Urinvolumen, und die Flüssigkeitszunahme macht sich im

Kreislauf durch die Fülle des Pulses nach Spülungen

bemerkbar. Es gibt wohl keinen Teil des Körpers, der mehr

Pflege und Aufmerksamkeit erfordert als der Dickdarm,

und es ist ebenso wahrscheinlich, dass kein anderer Teil

des Körpers so gleichmäßig vernachlässigt wurde. Mehr

noch, sehr angesehene Autoritäten - die auffälligste ist

vielleicht Sir Arbuthnot Lane - haben den Dickdarm zu

einem überflüssigen und ausgewachsenen Organ erklärt,

das nur existiert, um Ärger zu machen, und dessen völlige

Ausmerzung aus der menschlichen Wirtschaft nur zum

Vorteil für denjenigen sein kann, der es verliert. Eine

andere Schule von Studenten der Verdauungsfunktionen,

die die relative Länge der Dickdärme verschiedener

Tiergattungen sorgfältig verglichen hat, erklärt nun, dass

die Dickdärme der Pflanzenfresser viel länger sind als die

der Fleischfresser; dass der menschliche Dickdarm

verhältnismäßig so lang ist wie der des Pferdes und viel

länger als der des bengalischen Tigers; daher ist es

offensichtlich, dass der Mensch ein Vegetarier ist oder

sein sollte, und dass, wenn er nur zu seiner natürlichen

Ernährung zurückkehrt, alle seine Dickdarmbeschwerden

schnell aufhören werden.

Es gibt jedoch immer noch einige, die, nachdem sie sich

eingehend mit diesem Thema befasst haben, glauben,

dass der Dickdarm "reformiert" und mit der richtigen

Pflege und Behandlung in seinen ursprünglichen Zustand

der Unschädlichkeit und Effizienz zurückgeführt werden

kann. Obwohl viele Krankheiten zweifellos ihren Ursprung

im Dickdarm haben, bedeutet dies nicht, dass er ein

überflüssiges Organ ist, sondern vielmehr, dass wir ihn

missbraucht und vernachlässigt haben und seine sehr

große Bedeutung in der menschlichen Wirtschaft völlig

übersehen haben. Die Entstehung bakterieller Gifte im

Verdauungstrakt und ihre Aufnahme in den Blutkreislauf

oder in das Urogenitalsystem sind die Ursache für eine

ganze Reihe von Krankheiten. Wenn es uns gelingt, diesen

bakteriellen Brutkasten zu entleeren und ihn danach frei

von Infektionen zu halten, haben wir einen großen Schritt

zur "Reformierung" des Dickdarms getan.

Jeder Versuch, den unteren Teil des Verdauungskanals zu

entleeren, setzt eine vollständige Kenntnis der Anatomie

und Physiologie nicht nur der direkt betroffenen Teile,

sondern der gesamten Bauchregion voraus. Zusätzlich zu

diesen Kenntnissen muss man auch ein gründliches

Verständnis der chemischen Reaktionen einer Lösung

oder einer anderen therapeutischen Maßnahme haben,

die angewendet werden soll. Und selbst wenn man sich all

dies angeeignet hat, ist es immer noch notwendig, die

operative Technik zu beherrschen und sich eine

Geschicklichkeit und manuelle Fingerfertigkeit anzueignen,

die nur aus langer und vielfältiger Erfahrung resultieren.
Mein Ziel ist es, eine Technik zur Darmspülung zu

beschreiben, die den in den vorangegangenen Abschnitten dargelegten Anforderungen gerecht wird, und die Schritte zu erläutern, mit denen der Darm - selbst wenn er schwer erkrankt ist - zu seiner natürlichen Funktion und Vitalität zurückgeführt werden kann. Die Ausrüstung, die ich in den letzten drei Jahren verwendet habe, stellt die schrittweise Entwicklung einer sehr ausgedehnten Erfahrung dar, und ihre gegenwärtige Effizienz ist das Ergebnis vieler Experimente und Versuche, eine breite Palette von Problemen zu lösen.

Mein wichtigstes Instrument ist ein fünfzig Zentimeter langes Blinddarmrohr - ein französisches Rohr -, das mit einer spitzen Spitze versehen ist, die die Form einer Muschel hat. Diese spitz zulaufende Spitze gleitet, wenn sie langsam in den Darmkanal eingeführt wird, an allen

Falten ab, auf die sie stößt, wobei das Ende flexibel ist, um

sich um scharfe Winkel zu biegen, während der Körper

des Rohrs starrer ist und es ermöglicht, den Dickdarm

anzuheben. Es werden mehrere andere Röhren benötigt,

da wir sowohl eine kleine als auch eine große haben

müssen, und diese müssen ebenfalls weich und flexibel

sein, um den Weg für die steife Zökumröhre zu bereiten.

Das Zökumröhrchen ist steif, wenn es neu ist, aber es wird

durch die Sterilisation weich, und wenn eine große Anzahl

verwendet wird, nimmt die Flexibilität stark ab. Der

Irrigator besteht aus einem schwenkbaren Kran, einem

Gestell mit drei Glasbehältern (ein Drei-Gallonen-Behälter

und zwei Zwei-Quart-Behälter), einem kleinen Behälter

für die antiseptische Lösung und einem weiteren Behälter

für die Bakterienkulturen. Jeder Behälter ist mit einem

Deckel und mit Glühbirnen ausgestattet, um die Lösung

auf einer festen Temperatur zu halten, und an den

Deckeln sind Thermometer aufgehängt, um die

Temperatur der Lösung am Boden der Behälter zu messen.

Ein vierzackiges Glasrohr ist durch Gummischläuche mit

Absperrhähnen verbunden, die an den drei Tanks

angebracht sind. Ein langer Gummischlauch steht mit dem

unteren Glasrohr in Verbindung, das wiederum an einem

Dreiwegeventil befestigt ist. Ein Zapfen des

Dreiwegeventils steht senkrecht und ist mit einem zwei

Fuß langen Gummischlauch versehen, der den Abfluss in

eine große Flasche leitet. Der andere Arm, der parallel

zum Patienten zeigt, ist mit einem Schlauchwender

versehen, der über einen Gummischlauch mit einem

geraden Glasrohr verbunden ist, das zum Anschluss der

Rektalsonde dient. Außerdem gibt es einen

Beobachtungspunkt, von dem aus man den Rücklauf

beobachten kann. Das Drei-Wege-Ventil ruht auf einem

klappbaren Arm, der an einem speziellen Operationstisch

befestigt ist, der mit einer Spülung und einer Glasschale

mit elektrischem Licht ausgestattet ist, um die Inspektion

und Messung des Darmausgangs zu erleichtern. Nach

einer Erfahrung von mehr als zehn Jahren habe ich

festgestellt, dass die alternative Verwendung von

Lösungen aus

nach den folgenden Formeln als am zufriedenstellendsten

erweisen:

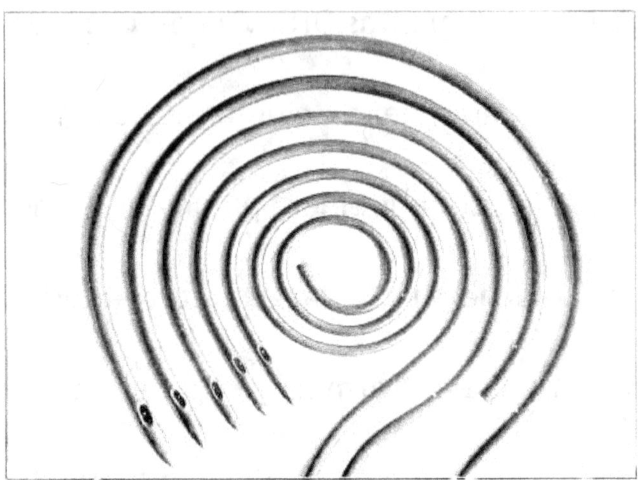

Fig. 12. Different sizes of cecum tubes. The upper instrument is called the *large cecum tube*; second, the *large colon tube*; third and fourth, *medium-sized cecum tubes*; fifth and smallest, the *cone*. (Eighteen years of experimentation were required to perfect the shape of this point so that it could be readily passed into the cecum, and its production was only possible through the untiring assistance of Messrs. George Tiemann and Company, to whom I am much indebted.)

Erster Tag:

Lösung im Drei-Gallonen-Tank

Chlorozen 0,05%, Temperatur 37°C.

Lösung in kleinem Tank

Kollene 1 bis 8.000, Temperatur 50°C.

Zweiter Tag:

Lösung im Drei-Gallonen-Tank

Chlorozol 0.05%

Lösung in kleinem Tank

Zwei Teelöffel der folgenden Lösung auf einen Viertelliter

Wasser:

85%ige Phosphorsäure 3 Dram

Chlorwasserstoffsäure (C. P.) 6 Dram

Kaliumpermanganat 1 Dram

Destilliertes Wasser in einer Menge, die eine Gallone

ergibt.

Temperatur 50°C.

Dritter Tag:

Lösung im Drei-Gallonen-Tank

Chlorozol 0.05%

Mischen: Natriumkarbonat, 1 Dram auf einen Liter

Lösung in kleinem Tank

Chinosol 1-20.000

Mischen: Natriumphosphat 2 Unzen

Temperatur 50°C.

Bei der Verwendung von Terpentin, Kerosin oder anderen öligen Substanzen mischen Sie diese mit Ichthyol, das eine Emulsion bildet. Nach Abkuppeln der Rektalsonde kann diese mit einer großen, hartgummierten Spritze aufgetragen werden. Eine Lösung von Emetin (3 Körner auf einen Liter) sollte an abwechselnden Tagen mit Chinin (100 Körner auf einen Liter) verwendet werden, wenn Parasiten, einschließlich Amöben, vernichtet werden sollen.

Es ist unmöglich, die unterschiedliche anatomische Lage der verschiedenen Defekte an den Eingeweideorganen zu beschreiben. Wir können unter Koloptose aufzählen: Großes, schlaffes Zökum; dilatiertes Colon ascendens; atrophiertes Colon transversum; Redundanz des Colon transversum; Colon descendens mit Sigma, das eine retardierende Angulation der Milz- und Leberflexuren und des Sigmas verursacht; Insuffizienz des Ileozökus; ausgeprägte Atonie; und Dilatation des terminalen Ileums mit Dilatation des Duodenums und des Magens, begleitet von einer ausgeprägten Ptosis.

Dieser letztgenannte Zustand kann sowohl mit als auch ohne äußere Verwachsungen bestehen, jedoch nie ohne eine große Menge an Fäkalien und Gas. Die Flora lebt zusammen mit anderen Fäulnismikroben. Die

Gastroenteroptose erfordert eine sofortige Entlastung,

die durch den geschickten Einsatz von Rektalsonden in

Verbindung mit antiseptischen Lösungen und einer

virulenten Kultur von B. acidophilus erreicht werden kann.

Bei der Behandlung der Gastroenteroptose oder

Koloptose legen Sie den Patienten zu Beginn der Spülung

in die linke Seitenlage. Nur wenn sich der Dickdarm in

Transposition befindet, beginnen Sie mit dem Patienten in

der rechten Seitenlage. Wenn die Rektalsonde vollständig

mit der Lösung aus dem großen Tank gefüllt ist, klemmen

Sie sie mit einer Schwammzange am Ende ab und spülen

Sie das Rektum mit einer Lösung aus Kochsalz und

Kalkchlorid. Schmieren Sie das Rektum und das Ende des

Röhrchens mit steriler Vaseline ein, führen Sie die Spitze

in das Rektum ein, entfernen Sie die Zange und lassen Sie sechs bis zehn Unzen der Lösung in das Rektum fließen; setzen Sie die Absperrung an und lassen Sie die Gase und Fäkalien entweichen; wiederholen Sie diesen Vorgang, bis das Rektum gereinigt ist. Erweitern Sie den Darm und tasten Sie sich mit dem Schlauch weiter vor. Versuchen Sie niemals, die Sonde ohne fließendes Wasser vorzuschieben. Unabhängig davon, ob Sie an diesem Punkt weitermachen können oder nicht, schalten Sie den Durchfluss ab und lassen Sie die Flüssigkeit entweichen. Dehnen Sie erneut und tasten Sie nach einer Öffnung. Auf diese Weise heben Sie die Falten an und weiten die Winkel, so dass der Schlauch vorgeschoben werden kann, denn die Ergebnisse hängen von der Passage des Instruments zum Zökum ab.

Manchmal muss eine große Menge an Rückständen aus großen und kleinen Taschen entfernt werden, und diese Rückstände können sogar Wassermelonenkerne oder ähnliches Material enthalten, wenn sie lange außerhalb der Saison liegen. In einem Fall wurde ein Patient nach dem Verzehr einer Zuckermelone heftig krank und verweigerte sich daraufhin der Frucht. Acht Monate später entfernte ich Muskatnusskerne aus einer großen Tasche in seinem Querkolon. Durch den Wasserdruck wird der Darm nach vorne geschoben und der Schlauch kann vorgeschoben werden. Wenn die Lösung abgesaugt wird, fällt der Darm über das Rohr zurück. Die Lösung sollte wieder eingeschaltet und der Schlauch über die ehemalige Falte hinaus vorgeschoben werden. Dies ist nicht immer der Fall, aber bei Ptosis und wenn solche Falten vorhanden sind, ist dies eine häufige Situation. Man muss lernen, zwischen Kot und Darm zu unterscheiden, indem

man mit der Sonde fühlt, wann die Sonde gerade verläuft,

ob sie einen Winkel bildet, sich im Darm zurückzieht oder

eine parallele Angulose durchläuft. In dieser gekrümmten

Position schiebt der Schlauch das Colon transversum nach

oben und bringt das gesamte Organ in eine gut ableitbare

Position. Das Durchführen eines Rektalrohrs durch den

Dickdarm löst die Verwachsungen der Darmeinlage auf

und erweitert die Winkel, wobei sogar die äußeren

Verwachsungen auf der Oberfläche des Lumens zerstört

werden. Die Dilatation des Darms mit einer Lösung durch

Dehnung des Lumens trägt wesentlich dazu bei, äußere

Adhäsionen zu lösen. Ich bin noch nie einer

Darmverengung begegnet, die nicht durch chirurgische

Eingriffe oder eine bösartige Erkrankung verursacht

wurde und die nicht auf eine Verengung zurückzuführen

ist, die durch die Ansiedlung von Fäulnisbakterien

verursacht wurde, die Spasmen oder Verwachsungen der

Darmschleimhaut verursacht hatten.

Die Lösung im großen Behälter, der bei 37°C gehalten wird,

kühlt nicht ab und regt die Peristaltik nicht an und ist eine

große Hilfe bei der Reinigung des Darms. Wenn man den

Schlauch für die Anwendung der Hochtemperaturlösung

in den kleinen Behälter legt, werden Kreislauf und

Muskeltätigkeit angeregt, und bei der Anwendung im

Zökum kommt es zu einer Kontraktion und zu deutlichen

Ergebnissen, da starke Zökumwellen sowohl die Lösung

als auch die Rückstände in das Rektum befördern. Der

Dickdarm wird gereinigt, ohne dass es für den Patienten

unangenehm ist. Die 50°C warme Lösung hat eine

reinigende und stärkende Wirkung auf den Dickdarm und

verteilt die Antiseptika über die gesamte Oberfläche. In diesem Stadium der Behandlung werden die deutlichsten Ergebnisse erzielt, da die Drainage hergestellt wird und die peristaltischen Wellen des Verdauungskanals beginnen, seine Endpunkte, den Blinddarm und das Rektum, zu erreichen und die sekretorischen Organe in Gang zu setzen.

Compound kathartischen Pillen, eine oder mehrere täglich gegeben, abwechselnd, wenn nötig mit Rizinusöl ein und eine halbe Unze, Menthol Körner drei, Tinktur von Jod minims zehn, gemischt, wird sich als ein nützliches Hilfsmittel.

Nach zehn Tagen oder zwei Wochen täglicher Behandlung kann ein recht guter Zustand des Darms erwartet werden, der für die Implantation von B. acidophilus günstig ist. Ich habe mit diesen Implantationen nur dann gute Ergebnisse erzielt, wenn die Därme zuvor mit Antiseptika vorbereitet wurden. Nach der Vorbereitung ist der therapeutische Wert von B. acidophilus sehr groß, da er die Entzündung lindert und große Mengen von Rückständen, die aus organischen Sekreten und Darmeinlagen bestehen, ausscheidet. Die Farbe der Fäkalien ändert sich zu gelb, und der Geruch wird weniger unangenehm. Wenn man diesen Zustand beibehält, wird man feststellen, dass sich nicht nur die Farbe und der Geruch der Fäkalien ändern, sondern auch die Effizienz der Verdauung zunimmt. Wenn die Ernährung reguliert ist, gibt es keine unverdauten Nahrungspartikel mehr. Die Nahrung wurde so gründlich verarbeitet, dass sie, mit Wasser vermischt, eine perfekte Lösung bildet. Es besteht kein Zweifel, dass dies indirekt auf die Veränderung der Flora zurückzuführen ist. Der B. acidophilus ist nicht entzündlich und hat auch keine kämpferischen Eigenschaften, die das Wachstum anderer Organismen zerstören könnten. Seine Wirkung im Verdauungskanal ist neutral, so dass die kämpferischen Kräfte des Körpers auf die infektiösen Bakterien einwirken können.

Nach der täglichen antiseptischen Behandlung des Darms werden nachts Calomel oder zusammengesetzte kathartische Tabletten verabreicht, und am Morgen erhält der Patient eine Spülung mit sterilem Wasser mit einer Temperatur von 36°C aus dem großen Becken, das nach Möglichkeit bis zum Zökum reicht. Danach wird das Wasser abgestellt und die Drainage ermöglicht, woraufhin eine 10-Unzen-Lösung von Dextrose oder Laktose, die etwa vier bis sechs Milliarden B. acidophilus bei 50°C enthält, aus dem kleinen Tank in das Zökum gegeben wird. Der Schlauch wird bis zum Rektum zurückgezogen und steriles Wasser aus dem großen Behälter verabreicht, bis der Patient über Unwohlsein klagt. Um die peristaltischen Wellen des Zökums zu überprüfen, lässt man den Patienten die injizierte Flüssigkeit ausstoßen. Nachdem sich der Darm beruhigt hat, verabreicht man eine rektale Anlage von vier Unzen der gleichen Bakterienmenge bei der gleichen Temperatur wie die Cecum-Anlage, wobei der Patient zwanzig Minuten lang auf die rechte Seite gelegt wird. Diese Pflanze sollte beibehalten werden. Die Spülung und die Implantation sollten drei Tage hintereinander fortgesetzt werden, dann jeden zweiten Tag für mindestens zehn Implantationen, dann zweimal pro Woche für zehn Implantationen und danach einmal pro Woche, je nach Bedarf. Der Patient sollte während

der Behandlung keinen Schock oder Schwäche empfinden,

abgesehen von der psychologischen Wirkung. Manchmal

tritt ein entspannter Ruhezustand ein, aber die

lebenswichtigen Funktionsorgane, insbesondere das Herz,

werden stimuliert. Bei der Anwendung von heißen

Lösungen oder Ichthyol in Fällen von Arteriosklerose,

zerebralen Läsionen oder Herzschwäche ist Vorsicht und

Augenmaß geboten, denn es ist zu bedenken, dass diese

Behandlung stimulierend wirkt.

Fallberichte.

I. Fall von Dr. W. H. Tompkins. Frau W. L. B., fünfzig Jahre

alt; untersucht am 22. Juni 1921. Sie klagte über

Erschöpfung, Verdauungsstörungen und Verstopfung. Der

Magen war ptosiert, die größere Krümmung befand sich

zwei Zentimeter unterhalb des Nabels; der Dickdarm wies

eine ausgeprägte Ptosis auf, mit einem großen Durchhang

im Transversum und Sigma, und war auch an der

Milzflexur angewinkelt. Das Zökum war groß, und das

terminale Ileum, das erweitert war, zeigte eine

umgekehrte Peristaltik. Der gesamte Dickdarm war

ausgeprägt atonisch. Retroversion des Uterus. Die

Untersuchung der Darmflora ergab eine große Anzahl von

B. aerogenes capsulatus, Streptokokken, Staphylokokken

und B. coli. Ab dem 22. Juni 1921 wurden zwölf

Behandlungen mit antiseptischen Lösungen und zwanzig

Implantationen nach der Shellberg-Methode durchgeführt,

die sich über einen Zeitraum von dreieinhalb Monaten

erstreckten. Am Ende dieser Zeit wies die Dickdarmflora

keine Streptokokken auf, und Staphylokokken, Aërogenes

capsulatus und Dickdarm-Bazillen waren zahlenmäßig reduziert, während B. acidophilus gut wuchs. 1. März 1922 - nach Abwesenheit in Kanada - zeigten Kulturen aus dem Dickdarm ein beträchtliches Wachstum von Acidophilus, einigen Dickdarmbazillen und Staphylokokken sowie etwas B. aëro- genes capsulatus. Verstopfung war praktisch nicht vorhanden; der Dickdarm war gut entleert. Die körperliche Untersuchung zu diesem Zeitpunkt nach einer Spülung zeigte einen ausgezeichneten Allgemeinzustand des Systems. Die Tasche im Colon transversum war fast verschwunden, und der Zug der runden Bänder hatte die Gebärmutter nach oben gezogen, und alle anderen hängenden Organe waren praktisch wieder in ihre normale Position gebracht worden.

II. Fall von Dr. A. J. Walscheid. J. W., siebenundfünfzig Jahre alt. Der Patient war abgemagert und erschöpft und zeigte in seiner Krankengeschichte das typische Bild einer Neurasmenerkrankung. Er litt seit Jahren an Verstopfung, hatte aber bis vor sechs Jahren keine ausgeprägten Magensymp- tome. Seitdem hat er Magenaufstoßen, Meteorismus, Blähungen, Borborygmus und Verdauungsstörungen. Da seine Zähne in schlechtem Zustand waren, wurde natürlich eine Autointoxikation bukkalen Ursprungs vermutet. Die Urinanalyse zeigte eine ausgeprägte Stoffwechselstörung, die durch einen Mangel an Urinkonzentration aufgrund von Anämie und Toxämie verursacht wurde. Es bestand eine Gastroptose mit einer ausgeprägten Ptose des Dickdarms und einer offenen Ileozökalklappe. Diagnose. Chronische Kolitis; Autointoxikation mit Neurasthenie; Gastroenteroptose.

Nach einer Darmspülung nach der Shellberg-Methode wurde der Zustand wie folgt beschrieben: Gastroenteroptose mit Blutstau durch Dickdarmspülung. Das Sigma lag unterhalb des Beckenkamms; scharfe Abwinkelung der Milzflexur; ausgeprägte Re-Dundanz des Colon transversum mit Abwinkelung der Leberflexur; Zökum groß und blähend; ausgeprägte Atonie. Das terminale Ileum wurde erweitert und eine große Menge an zurückgehaltenen Fäkalien aus dem Sig- moid entfernt. Der Winkel an der Milzflexur wurde ebenfalls geweitet und das Röhrchen bis zum Querkolon geführt, aus dem Stuhlmassen mit Klümpchen von okkultem Blut entfernt wurden. Die Untersuchung der Darmflora am 31. Januar 1922 ergab zahlreiche Staphylokokken und einige Streptokokken, Kolonbazillen, B. aërogenes capsulatus und grampositive Bazillen. Es wurden zwanzig

Behandlungen nach der Shellberg-Methode durchgeführt, ergänzt durch Medikamente, die aus Nebennieren- und Schilddrüsenextrakt mit Lecithin bestanden. Am 28. Februar war die Verdauung gut, Meteorismus und Borygmus verschwunden, Blähungen traten selten auf; der Allgemeinzustand hatte sich stark verbessert, "viel Elan". Shellberg berichtete von einer guten Dickdarmdrainage, und der Querdarm zog sich zusammen und hob sich um drei Zentimeter. Angulose verschwunden. Während der Behandlungen wurde eine große Menge an Darmeinlagen entfernt. Am 10. März 1922 war der Allgemeinzustand ausgezeichnet; das anämische Herzgeräusch war verschwunden und das Gewicht hatte seit Beginn der Behandlung um zehn Pfund zugenommen. Die medikamentöse Behandlung wurde eingestellt, aber die Darmspülungen wurden fortgesetzt, mit Acidophilus-

Implantationen einmal wöchentlich, ergänzt durch Acidophilus zum Einnehmen. Ein typischer Fall von Gastroenteroptose mit Kachexie, der sich gut behandeln lässt.

REFERENZEN.

Case, J. T.: X-ray Investigation of the Colon. Surg., Gynec. and Obst., 19:581, 1914. Gant, S. G.: Verstopfung, Obstipation und intestinale Stase. 2. Auflage. W. B. Saunders, 1916. Harley, V., und Goodbody, F. W.: The Chemical Investigation of Gastric and Intestinal Diseases. E. Arnold, 1906. Hurst, A. H.: Constipation and Allied Intestinal Disorders. 2. Auflage. H. Fronde, 1919. Kellogg, J. H.: Colon Hygiene. Good Health Pub. Co., 1916. Kendall, A.

I.: Bacteriology; General, Pathological and Intestinal. 2.

Auflage. Lea und Febiger, 1921. Lynch, J. M.: Krankheiten

des Rektums und des Dickdarms. Lea und Febiger, 1914.

Pfahler, G. E.: Adhäsionen und Verengungen des Darms;

ihre Darstellung und klinische Bedeutung. J. A. M. A.,

59:1770; Nov. 16, 1912.

Zahlen:

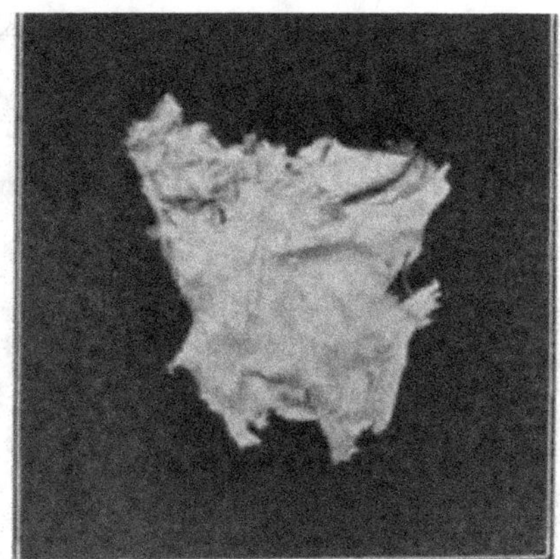

Fig. 1. Membranous mass removed from a diverticulum
showing a heavy growth of staphylococci. Patient
suffering from coloptosis. Large dilated cecum. This
patient was treated for ten years for dermatitis
herpetiformis involving the entire body, the symp-
toms of which have now entirely disappeared.

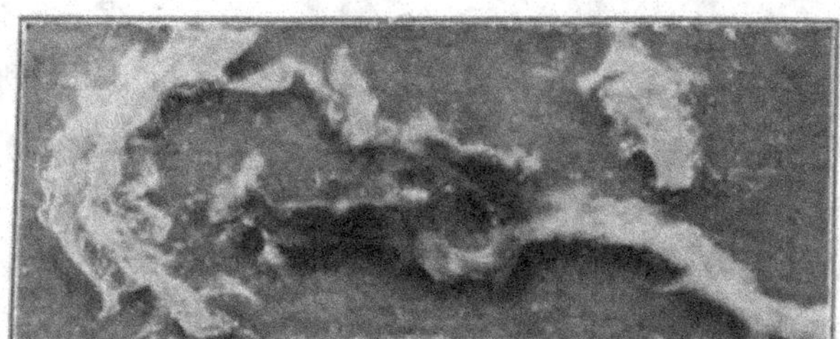

Fig. 2. Intestinal interlining adhesions removed from
an angulosis in the sigmoid following the clean-up
treatment and implantation of *B. acidophilus*. The
specimen shows decomposition. The intestinal flora
are staphylococcus, streptococcus and *B. coli*.

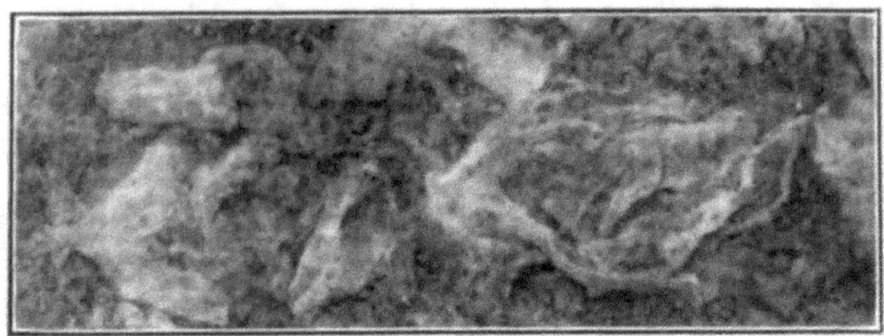

FIG. 3. Membrane and feces removed from a large pocket in the transverse colon following ten treatments including the application of ichthyol.

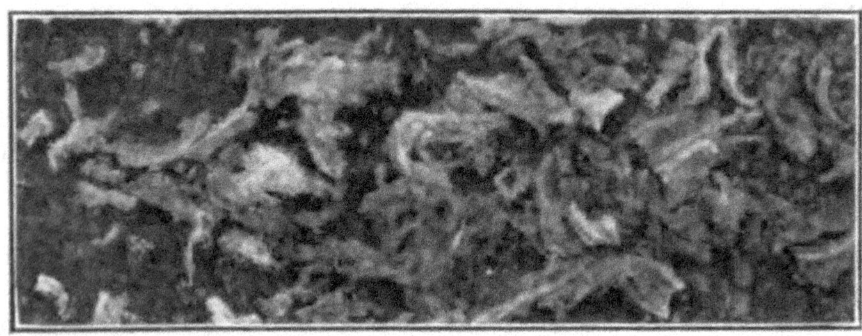

FIG. 4. Specimen removed from same patient following the fourth plant of *B. acidophilus*. Note the breaking down of the membrane.

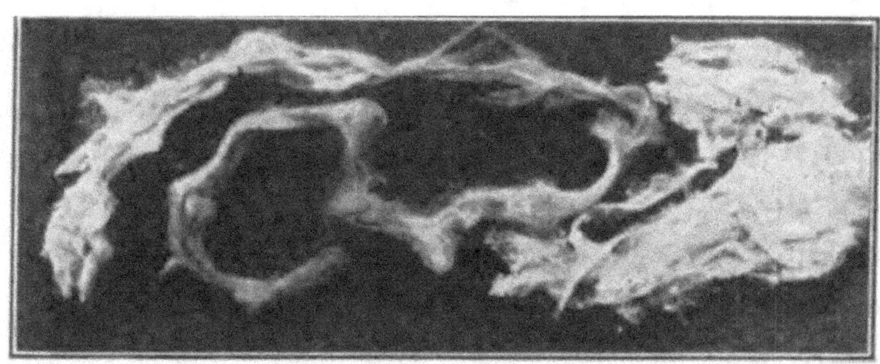

FIG. 5. Intestinal interlining adhesions causing a partial constriction removed from a fold in the sigmoid following clean-up and the fourth implantation of *B. acidophilus* in a patient suffering from coloptosis.

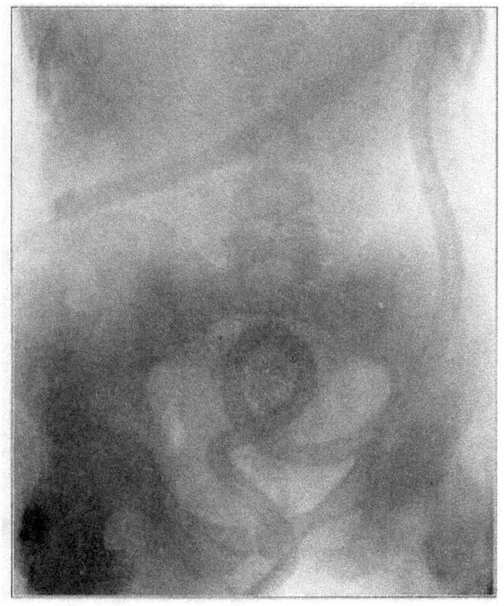